Auboin.

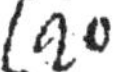

EXPOSITION

D'UNE NOUVELLE MÉTHODE DESCRIPTIVE,

POUR FACILITER L'ÉTUDE

DE L'ANATOMIE;

APPLIQUÉE SPÉCIALEMENT

A L'OSTÉOLOGIE,

ET COORDONNÉE SUIVANT LES PRÉCEPTES DES AUTEURS CLASSIQUES LES PLUS MODERNES.

(Ouvrage lu à la Société Philomathique de Paris, le 9 juillet 1825.)

PAR STÉPH. AUBOIN.

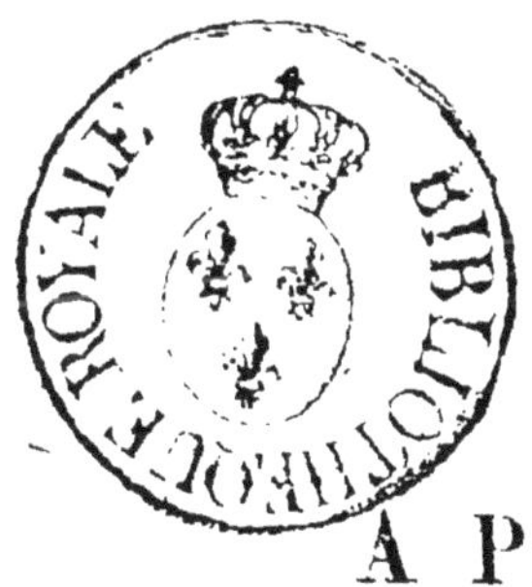

À PARIS,

CHEZ BÉCHET JEUNE, LIBRAIRE,

Place de l'École-de-Médecine, n°. 4.

1825.

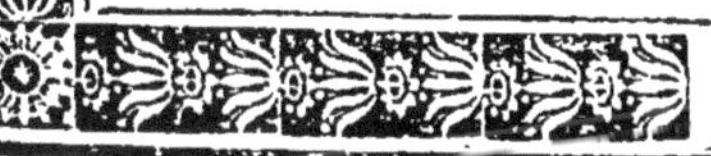

FAIN,
IMPRIMEUR.

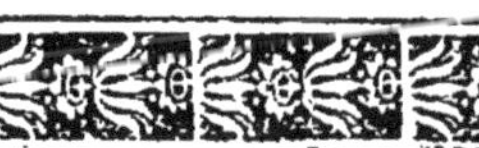

EXPOSITION

D'UNE NOUVELLE MÉTHODE DESCRIPTIVE,

POUR FACILITER L'ÉTUDE

DE L'ANATOMIE;

APPLIQUÉE SPÉCIALEMENT

A L'OSTÉOLOGIE,

ET COORDONNÉE SUIVANT LES PRÉCEPTES DES AUTEURS CLASSIQUES LES PLUS MODERNES.

(Ouvrage lu à la société Philomathique de Paris, le 9 juillet 1825.)

Depuis long-temps l'esprit de réforme semble s'être concentré dans le domaine de la médecine; plus ambitieux ou plus éclairés, les savans de notre époque travaillent sans cesse à polir les connaissances de leur art, et à substituer aux théories erronées de nos aïeux les fruits d'une mûre expérience et d'un jugement sain. Sans doute, à mesure que nous faisons des progrès dans la carrière des sciences, lorsque celles-ci ont été l'objet des travaux d'un grand nombre d'investigateurs, que les succès dont elles s'enrichissent dépendent de l'activité de génie et du talent d'observation des hommes qui les cultivent, il est nécessaire que les connaissances se renouvellent dans l'ordre de la progression des lumières, et que les faits douteux ou mal établis soient remplacés par les vérités récemment acquises. C'est aux heureux changemens apportés dans la théorie de la médecine que nous devons une partie des succès obtenus dans la pratique de cet art; c'est au nom célèbre des Bichat, des Hallé, des Portal, des Pinel, des Dubois, et d'une foule d'autres savans que se rattache la gloire dont d'habiles praticiens illustrent chaque jour la carrière médicale. L'édifice que ces médecins ont élevé à la science est le rempart le plus assuré contre le génie de la malveillance ou de l'imposture; il doit triompher également du progrès des années et des efforts passionnés de quelques hommes ambitieux. Cependant, s'il est bien vrai que la médecine moderne, en se dégageant des erreurs dont elle était remplie dans les temps nébuleux, ait beaucoup acquis en certitude et en puissance, combien de productions ridicules, de divagations scientifiques, d'absurdités grossières sont nées du désir de contribuer au perfectionnement de la science, et de propager son nom jusqu'aux siècles futurs! Chaque jour les opinions, les doctrines, les partis se succèdent avec une effrayante rapidité; tous aspirent à *systématiser*, et chacun à sa manière prétend seul faire autorité. On conçoit qu'à une époque où le titre de *réformateur* est devenu si célèbre, chacun ambitionne l'honneur de s'en voir revêtu. Mais un fait bien digne de remarque, c'est que presque toujours ce sont les personnes le moins versées dans la science, et dont le nom est le plus obscur, qui sont les plus ardentes à solliciter des réformes, à indiquer des abus, à censurer tout ce qu'on a dit ou fait. Il y a quelque temps qu'on fit circuler une espèce de prospectus dans lequel l'auteur ne se promettait rien moins, pour coup d'essai, que de réformer la médecine *ab imis fundamentis*, et de substituer aux institutions consacrées par des siècles les rêves d'une imagination en désordre. Il est inutile de démontrer combien ce système perturbateur, cette sorte d'épidémie créatrice, est nuisible au véritable avancement de la science, et apporte d'obstacles au développement des plus belles conceptions.

L'anatomie est sans doute une des branches les plus importantes et les plus éclairées de la médecine; elle est, sans contredit, le fondement sur lequel repose en entier l'édifice de l'art médical. Mais, semblable aux autres parties des connaissances humaines, cette science n'a point atteint subitement son plus haut degré de perfection; elle est l'ouvrage tardif des siècles et de l'esprit humain. Depuis l'époque où des recherches ont été entreprises sur l'organisation animale, chaque jour a vu naître quelque nouvelle découverte, chaque jour la science s'est agrandie de faits et de développemens nouveaux. Des milliers d'auteurs ont consigné leurs travaux dans des milliers d'ouvrages, et leur ont imprimé des caractères en rapport avec le génie du siècle où ils vivaient. Cet avancement progressif de l'anatomie a sans doute dû répandre beaucoup de louche et de vague dans les livres des modernes; c'est ce que l'élève judicieux a occasion d'observer tous les jours. Jusqu'ici on s'est généralement plus occupé à étendre le domaine de l'anatomie qu'à perfectionner sa partie graphique ; aussi ne peut-on se dissimuler que le langage inconstant, bizarre, irrégulier de cette science ne soit extrêmement imparfait ; aussi ne peut-on contester que son mode d'exposition, tout-à-fait contraire aux lois de la didactique, n'ait besoin d'être travaillé tout de nouveau, et fixé sur des régles plus rationnelles et plus lucides. Pourquoi cette conformité de mots pour désigner des choses différentes, et souvent opposées ? Pourquoi cette foule de termes vagues, insignifians, ou qui n'expriment qu'une fausse idée ? Cette défectuosité de détails, cette discordance dans l'ordre des matières ne peut provenir que des vues excessivement variées, sous lesquelles chaque anatomiste a considéré l'objet dont il s'est occupé. Ne serait-il pas bien désirable qu'on entreprît de rectifier ces nombreuses imperfections qui contrastent désagréablement avec les vérités des connaissances anatomiques ? Ce n'est qu'avec des mots qu'on exprime des idées, et il n'est pas d'idée juste qui puisse être renfermée dans une locution vicieuse ; ce n'est que par l'analyse et une classification bien entendue des faits, qu'on transmet à notre esprit d'utiles conséquences ; or, ce n'est qu'avec des mots qu'on arrive à des conclusions dans les livres. On ne saurait donc donner trop d'attention dans les sciences à la partie technique du langage.

Pour qu'une nomenclature puisse être de quelque utilité à l'étude, il faut avant tout qu'elle soit uniforme, c'est-à-dire fondée sur une même considération; il faut que les noms qu'elle emploie n'intervertissent pas sans cesse l'ordre établi, et qu'ils représentent la chose le plus exactement possible. Rien de tout cela n'a lieu en anatomie; vous voyez que des dénominations arbitraires ont été imposées aux organes d'après leur *situation*, leur *figure*, leurs *rapports*, leurs *usages*, le *nom* des auteurs qui les ont décrits, etc., comme si tous les organes ne pouvaient pas être considérés sous l'un de ces points de vue, et ne fournir qu'une nomenclature identique. Presque tous les noms des os du squelette ont été tirés de ressemblances et de comparaisons aussi fausses que triviales. C'est un *coin*, un *crible*, une *flûte*, le *soc d'une charrue*, etc., qui forment les caractères dénominatifs de ces organes. La myologie n'offre pas moins d'erreurs de langage à redresser. Qu'est-ce qu'un muscle nommé *dentelé*, *angulaire*, *triangulaire*, *auriculaire*, *transversaire*, ou bien *scalène*, *rhomboïde*, *trapèze*? Qu'est-ce qu'un muscle qualifié du nom générique de *fléchisseur*, *extenseur*, *abaisseur*, *élévateur*, *abducteur*, *adducteur*, *pronateur*, *supinateur*, *constricteur*, etc.? Remarquez que ces muscles qualifiés d'après leurs usages exécutent souvent des mouvemens tout différens, ce qui imprime de la défaveur à la science; ou bien qu'ils partagent leur mode d'action avec beaucoup d'autres muscles, ce qui fait que le modificateur devient d'une application presque aussi générale que le mot modifié. Il est vrai qu'on a recours à une deuxième ou troisième surqualification, en leur adjoignant au besoin les épithètes de *grand*, *petit*, *long*, *court*, *carré*, etc.; ce qui rend plus tranché encore le vice que je signale.

Un autre défaut dans les ouvrages d'anatomie, c'est d'entretenir le lecteur dès les commencemens de choses qu'il ne connait pas et qu'il ne doit apprendre qu'ensuite; de l'entretenir de faits étrangers et anticipés qui détournent son attention du sujet actuel de son étude. N'est-ce pas un principe établi par tous les psycologistes de procéder du connu à l'inconnu, du simple au composé, et suivre enfin la marche naturelle des idées? Malgré que cette violation des règles se trouve discutée dans quelques préfaces, l'inconvénient, peut-être l'un des plus graves, n'en existe pas moins; et l'expérience a prouvé qu'il est une source continuelle d'embarras et de fatigue pour les commençans.

Plusieurs auteurs célèbres se sont occupés à différentes époques d'améliorations dans la nomenclature anatomique. Autrefois Vicq-d'Azir, Barclay, Schréger avaient fait de cette partie de la science l'objet spécial de leurs travaux. MM. Chaussier et Dumas ont aussi présenté sur le même sujet des modifications plus ou moins heureuses; mais celui-ci n'a que très-imparfaitement ou nullement réussi, et le premier a éprouvé beaucoup de peine à se faire comprendre, tant on porte de respect aux vieilles routines. Le système de leur synonymie, qui du reste présente de nombreuses complications, n'est guère applicable qu'à la partie des muscles, et ne remplit aucunement le but que nous nous sommes proposé d'atteindre.

M. Duméril a fait insérer dans le *Magasin encyclopédique* un projet de nomenclature qui, s'il était réalisé, rendrait assurément d'éminens services à la science. Sa méthode consisterait à n'employer qu'un petit nombre de mots primitifs d'où seraient formés les noms des différens organes, à l'aide d'une finale convenue. Ainsi il voudrait qu'on nommât *sternal*, *sternien*, *sternienne*, *sternique*, *sternaire*, *sternale*, le sternum, et conséquemment le muscle, la région, le nerf, l'artère, la veine, qui dépendent de cet os. Comment se fait-il qu'une proposition aussi sagement conçue n'ait pas été adoptée? Comment se fait-il que les idées les plus heureuses et les plus favorables au perfectionnement des sciences éprouvent le plus de difficultés à se faire reconnaître?

Nous laisserons aux maîtres habiles, que nous venons de citer, le soin d'embrasser dans un plan plus étendu les nombreuses réformes qu'exige le langage anatomique. Il nous suffira d'exposer ici, d'une manière succincte, les changemens que nous avons fait subir à la partie descriptive de l'ostéologie, qui est, comme on sait, le chapitre de l'anatomie le plus diffus et le plus réfractaire à la mémoire.

La méthode que je soumets au public dans cet exposé n'est point une innovation ; elle n'a rien de frivole ou de fastueux. L'anatomie de nos jours n'est point, comme les autres branches de la médecine, une science à laquelle on puisse indifféremment ajouter ou retrancher : les faits dont elle traite, positifs, invariables, ne sauraient, dans aucun cas, se prêter aux vues de spéculation. Mais le désir de faciliter l'étude de la science, en présentant dans un ordre plus lucide les nombreux matériaux dont elle se compose, a seul dirigé mon travail.

On est étonné, lorsqu'on ouvre pour la première fois un ouvrage d'anatomie, du peu d'ordre et de clarté qui règne dans les livres élémentaires de médecine. On se demande comment il se fait que le chapitre des sciences, consacré en quelque sorte à nous ouvrir l'accès de la carrière médicale, soit précisément le plus obscur et le plus embarrassé. Les détails nombreux et divers dont l'anatomie se complique, entassés confusément dès les premières pages du traité, ne peuvent manquer de rebuter l'attention de l'élève qui se livre à l'étude de notre art. En effet, dans cette partie de la science destinée à la description du squelette, vous trouvez réuni ce qui fait le sujet des divisions ultérieures de l'anatomie; vous trouvez dans un seul volume ce qui doit faire la matière du traité complet. On conçoit combien une semblable manière de procéder est vicieuse, et combien surtout elle offre d'inconvéniens à l'élève qui commence. Il est impossible à celui-ci de posséder quelques notions d'anatomie; il lui est impossible de rien connaître dans l'ostéologie, s'il n'a pas étudié déjà tous les organes qui entrent dans la structure humaine. Cette nécessité d'arriver à la fin d'une science avant d'en connaître les premiers principes, fait un tort infini à l'instruction des jeunes gens; la plupart, dégoûtés d'un travail dans lequel ils n'obtiennent aucun succès, l'abandonnent entièrement; et, comme presque toutes les règles de l'art sont déduites des données anatomiques, il arrive presque toujours que ces jeunes gens n'acquièrent en médecine que des connaissances très-douteuses.

C'est surtout dans la partie descriptive des os que se remarquent en grand nombre les vices que nous avons signalés; c'est dans cette partie qu'on rencontre fréquemment les dénominations arbitraires, fausses et triviales, l'emploi sans cesse répété de verbeuses périphrases qui surchargent la nomenclature, et sont entièrement perdues pour la mémoire. Qu'est-ce que c'est que des apophyses *en forme de stylet*, *de dent*, *de mamelon*, *de bec de corbeau*, *de quenouille*, etc.; des éminences appelées *transversales*, *horizontales*, *verticales*, etc.; des cavités *en forme d'écuelles*, *de prunelles*, *de poulies*, etc.? Qu'est-ce que c'est que des trous *occipital*, *pariétal*, *mastoïdien*, *maxillaire*, *sourcilier*, *ovale*, *grand rond*, *épineux*, etc.; des apophyses *d'Ingrassias*, des cornets *de Bertin*, *de Morgagni*, des trompes *d'Eustache*, des hiatus *de Fallope*, des aqueducs *de Sylvius*, etc.? Un semblable langage n'est-il pas propre à accroître la confusion, et à remplir de dégoût et d'ennui une étude qui, par elle-même, n'a déjà que trop de sécheresse?

Un des premiers avantages de la méthode que nous annonçons est de faire disparaître ce fatras scientifique, cette discordante réunion de termes de nature et de valeur différentes; de substituer la clarté, la précision, une uniformité constante, à l'incertitude et à l'ambiguïté d'une nomenclature aussi diversifiée.

Voici l'ordre que nous avons suivi, et qui nous a été en partie suggéré, comme on pourra le voir, par l'avis déjà connu de M. Duméril. Il suffit de jetter un coup d'œil sur le tableau suivant pour se convaincre combien notre système de description est simple, naturel, et combien en peuvent retirer d'avantages les élèves qui voudront bien méditer notre plan.

FINALES *adaptées aux termes techniques de cette méthode, dans l'ordre des rapports anatomiques.*

AL, ALE, qui désigne les rapports articulaires.
EN, ENNE, les rapports musculaires.
AIRE, ceux des artères.
EUX, EUSE, ceux des veines.
IQUE, ceux des nerfs.
AQUE, ceux des ligaments.
FORME, qualification générique des cavités.
FIÉ, ÉE, qui détermine les rapports de régions.
OÏDE, caractère dénominatif spécial des sutures.

Cette déclinaison de mots une fois conçue, on voit combien il est facile de classer un grand nombre d'idées dans sa mémoire, combien il est facile d'élaguer le texte d'une foule de prolixes et fastidieuses définitions.

Les exemples suivans feront mieux apprécier toute l'importance et l'utilité de ce système descriptif. Nous préviendrons ici que, ne voulant introduire aucune innovation dans la science, et notre intention ayant été plutôt d'accommoder cette méthode aux préceptes reçus que de plier ceux-ci à un nouveau mode d'enseignement, nous avons usé indistinctement, pour la composition de nos termes, de toutes les nomenclatures, tant anciennes que nouvelles, qui ont pu se prêter au cadre de cet ouvrage. On nous objectera peut-être que cette combinaison est vicieuse, en ce qu'elle suppose gratuitement la connaissance des termes qu'elle associe; et qu'exigeant de nouveaux efforts d'attention de la part de l'élève, elle complique l'étude et ne la facilite pas. Nous répondrons à cette objection que nous ne nous sommes servis d'aucun mot que l'élève ne doive connaître ou ne connaisse déjà ; et que s'il doit résulter pour soi de la lecture d'un livre un avantage réel, on ne doit pas craindre d'y donner tous ses soins. Quelques personnes, choquées du langage néologique de la nouvelle méthode, se récrieront sur la dureté et la bizarrerie des termes que nous combinons; sur la hardiesse et l'inconvenance de notre entreprise. Nous nous attendons à ce reproche; mais c'est bien moins à nous qu'il convient de l'adresser qu'à la pauvreté de la langue anatomique. Ce n'est guère qu'aux yeux des gens superficiels que la forme de l'expression est quelque chose; les esprits sages savent très-bien que dans les sciences descriptives et en anatomie surtout, il est permis d'être dur pour être clair. Avec le temps et l'habitude, la rudesse du mot s'efface, la vérité de l'expression se grave dans l'esprit.

NOUVELLE MÉTHODE DESCRIPTIVE.

SPECIMEN.

Nota. Il ne faut pas perdre de vue que la finale de tous nos termes renferme toujours une idée de rapport ou de spécificité.

Finale AL. (Elle désigne les rapports articulaires.)

Mots modifiés. — Valeur des termes.	*Mots usités ou correspondans.*
JUGALE (apophyse), qui s'articule avec l'os *jugal* ou de la pommette.	Apophyse orbitaire externe du frontal, apophyse zygomatique du temporal, etc.

Mots modifiés. — Valeur des termes.	*Mots usités ou correspondans.*
LACRYMALE (apophyse), qui s'articule avec l'os *lacrymal* ou unguis.	Apophyse orbitaire interne du frontal, etc.
ATLOÏDAL (condyle), qui s'articule avec l'*atloïde* ou atlas.	Condyle de l'occipital.
PÉTRALE (éminence), qui s'articule avec l'apophyse *pétrée* ou le rocher.	Apophyse jugulaire.
SPHÉNOÏDALE (apophyse), qui s'articule avec le *sphénoïde*.	Apophyse basilaire, etc.
MAXILLALE (fosse), qui s'articule avec l'os *maxillaire*.	Cavité glénoïde, etc.
FRONTALES (apophyses), qui s'articulent avec l'os *frontal*.	Apophyses d'Ingrassias ou petites ailes du sphénoïde, etc.
VOMÉRALE (crête), qui s'articule avec le *vomer*.	Crête de la face inférieure du sphénoïde, etc.
SOUS-ÉTHMOÏDALES (empreintes), qui s'articulent avec l'os *sous-éthmoïdal* ou cornet inférieur.	Petites lames papyracées de la face inférieure de l'ethmoïde.
PALATALES (apophyses), qui s'articulent avec l'os du *palais*.	Apophyses ptérigoïdes, etc.
MAXILLO-NASALE (échancrure), qui s'articule avec les os *maxillaires* et *nasaux*.	Échancrure nasale.
ETHMOÏDO-NASALE (épine), qui s'articule avec l'*ethmoïde* et les os *du nez* (1).	Épine nasale.

(1) On remarquera ici et dans plusieurs autres endroits de ce tableau combien l'ancienne nomenclature est incohérente et défectueuse. On nomme

Mots modifiés.—Valeur des termes.	*Mots usités ou correspondans.*
PALATO-ÉTHMOÏDALE (empreinte), qui s'articule avec les os du *palais* et l'*éthmoïde*.	Empreinte de la face antérieure du sphénoïde.
SUS-MAXILLO-PALATALE (éminence), qui s'articule avec les os *sus-maxillaires* et *palatins*.	Apophyse palatine.
NASO-FRONTO-SPHÉNO-VOMÉRALE (lame), qui s'articule avec les os *du nez*, le *frontal*, le *sphénoïde* et le *vomer*.	Lame perpendiculaire de l'éthmoïde.

Nous déclinons de même toutes les faces, bords, angles, lèvres, etc., qui s'articulent avec les os voisins.

Finale EN. (Elle désigne les rapports musculaires.)

ÉPICRANIENNE (face), qui répond à la région du *crâne* et au muscle *épicrânien* ou occipito-frontal.	Face externe des os du crâne.
SOURCILIENNE (arcade), qui répond au *sourcil* et au muscle *sourcilier*.	Arcade sourcilière.
CROTAPHIENNE (fosse), qui répond à la région de la *tempe* et au muscle *crotaphite*.	Fosse temporale, etc.

---

nasale une échancrure qui s'articule avec les os maxillaires et nasaux; on nomme encore *nasale* une épine qui s'articule avec l'éthmoïde et les os du nez, etc.

Mots modifiés.—Valeur des termes.	*Mots usités ou correspondans.*
Sus-trokléienne (dépression), qui répond au muscle *trokléateur supérieur* ou oblique supérieur de l'œil.	Dépression de l'angle interne de l'orbite.
Sous-trokléienne (empreinte), qui répond au muscle *trokléateur inférieur* ou oblique inférieur de l'œil.	Empreinte de la surface orbitaire de l'os sus-maxillaire.
Canienne (fosse), qui répond au muscle *canin*.	Fosse canine.
Intus-ptérigoïdienne (fosse), qui répond au muscle *ptérigoïdien interne*.	Fosse ptérigoïde.
Extus-ptérigoïdienne (lame), qui répond au muscle *ptérigoïdien externe*.	Aile externe des apophyses ptérigoïdes.
Pétro-staphylienne, intus-malléolienne (empreintes), qui répondent aux muscles *pétro-staphylin* ou péri-staphylin interne, et *malléolien interne* ou interne du marteau.	Empreintes de la face inférieure du rocher.
Trachélo-sous-occipitienne (surface), qui répond aux muscles *trachélo-sous-occipitaux* ou grand et petit droits antérieurs de la tête.	Surface basilaire.
Trapézio-occipito-mastoïdienne (ligne), qui répond aux muscles *trapèze*, *occipital* et *mastoïdien*.	Ligne courbe supérieure de l'occipital.

Mots modifiés.—Valeur des termes.	*Mots usités ou correspondans.*
COMPLEXO-SPLÉNIENNE (empreinte), qui répond aux muscles *complexus* et *splénius*.	Empreinte de la face externe de l'occipital.
SPLÉNIO-COMPLEXO-MASTOÏDIENNE (face), qui répond aux muscles *splénius*, *complexus* et *mastoïdien*.	Face externe de la portion mastoïdienne du temporal.

Finale AIRE. (Elle désigne les rapports artériels.)

SPHÉNO-ÉPINAIRES (sillons), en rapport avec les artères *sphéno-épineuses*.	Sillons de la face interne du pariétal, etc.
SOUS-TEMPORAIRES (sillons), en rapport avec les artères *temporales profondes*.	Sillons de la portion écailleuse du temporal, etc.
CAROTIDAIRE (canal), en rapport avec l'artère *carotide*.	Canal carotidien.

Finale EUX. (Elle désigne les rapports veineux.)

JUGULEUSE (fosse), en rapport avec la veine *jugulaire*.	Fosse jugulaire.

Finale IQUE. (Elle désigne les rapports nerveux.)

HYPOGLOSSIQUE (trou), qui livre passage au nerf *hypoglosse* ou de la neuvième paire.	Trou condylien antérieur.
VIDIANIQUE (hiatus), qui livre passage au nerf *vidian* ou vidien.	Hiatus Fallopii.

Mots modifiés.—Valeur des termes.	*Mots usités ou correspondans.*
FACIALIQUE (trou), qui livre passage au nerf *facial*.	Trou du conduit auditif interne pour le passage de la portion dure de la septième paire de nerfs.
SOUS-FACIALIQUE (trou), qui livre passage au même nerf que le précédent dont il forme l'orifice inférieur.	Trou stylo-mastoïdien.
LABYRINTHIQUES (trous), qui livrent passage aux nerfs *labyrintiques* ou auditifs.	Trous pour le passage de la portion molle de la septième paire de nerfs.
TRIFACIALIQUE (dépression), en rapport avec le nerf *trifacial* ou trijumeau.	Dépression du bord supérieur du rocher.
OPTIQUE (gouttière), en rapport avec les nerfs *optiques*.	Gouttière transversale de la face supérieure du sphénoïde.
SUS, SOUS-MAXILLIQUE (trous), qui livrent passage aux nerfs *maxillaires supérieur* et *inférieur*.	Trous grand rond et ovale.

Finale AQUE. (Elle désigne les rapports ligamenteux.)

ODONTOÏDIAQUE (empreinte), en rapport avec le ligament *odontoïdien*.	Partie interne du condyle de l'occipital.
POSTI-TRACHÉLIAQUE (crête), en rapport avec le ligament *trachélien* ou cervical postérieur.	Crête occipitale externe.

Mots composés avec la terminaison FORME (Qualification générique des cavités.)

Mots modifiés. — Valeur des termes.	*Mots usités ou correspondans.*
CÉRÉBRIFORME (face), en rapport avec le *cerveau*, et s'accommodant à la forme de cet organe.	Face interne des os du crâne.
CÉRÉBELLIFORMES (fosses), en rapport avec les lobes du *cervelet*.	Fosses occipitales inférieures.
MÉSOCÉPHALIFORME (gouttière), en rapport avec le *mésocéphale* ou protubérance annulaire de de la moëlle allongée.	Gouttière basilaire.
SUPERSINUFORME, LATERISINUFORME, etc., (gouttières), en rapport avec les *sinus supérieur*, *latéral*, de la dure-mère.	Gouttières longitudinales, latérales des os du crâne.
SUS, SOUS, INTER-MÉATIFORME (enfoncemens), en rapport avec les *méats supérieur*, *inférieur*, et *moyen* des fosses nasales.	Enfoncemens de la face interne de l'ethmoïde.

Mots composés avec la terminaison FIÉ. (Ils déterminent les rapports de régions.)

ORBIFIÉE (surface), qui appartient à la région de l'*orbite*.	Surface orbitaire, etc.
NASIFIÉE (face), qui appartient à la région des fosses *nasales*.	Face antérieure du sphénoïde, etc.
GUTTURIFIÉE (face), qui appartient à la région *gutturale*.	Face inférieure du sphénoïde, etc.
PALATIFIÉE (face), qui appartient à la région du *palais*.	Face inférieure de l'os sus-maxillaire, etc.

Mots modifiés.—Valeur des termes.	*Mots usités ou correspondans.*
SOUS-CRANIFIÉE (face), qui appartient à la région de la *base du crâne*.	Face supérieure de l'ethmoïde, etc.
PALATO-NASIFIÉE (face), qui fait partie du *palais* et des fosses *nasales*.	Face interne de l'os sus-maxillaire.

Finale OÏDE. (Dénomination spéciale des sutures.)

PARIÉTALOÏDE, *suture* formée par la réunion des *pariétaux*.	Suture sagittale.
FRONTO-PARIÉTALOÏDE, formée par la réunion du *frontal* avec les *pariétaux*.	Suture coronale.
OCCIPITO-PARIÉTALOÏDE, formée par la réunion de l'*occipital* avec les *pariétaux*.	Suture lambdoïde.
OCCIPITO-PÉTRALOÏDE, formée par la réunion de l'*occipital* avec l'apophyse *pétrée* ou le rocher.	*Sans dénomination propre.*
SPHÉNO-PÉTRALOÏDE, formée par la réunion du *sphénoïde* avec l'apophyse *pétrée*.	*Sans dénomination propre.*
FRONTO-JUGALOÏDE, formée par la réunion du *frontal* avec l'os *jugal* ou zygomatique.	*Sans dénomination propre.*

Mots composés de différentes finales.

JUGULOSO-PNEUMOGASTRIQUE (hiatus), qui livre passage à la veine *jugulaire* et au nerf *pneumogastrique* ou de la huitième paire.	Trou déchiré postérieur.

Mots modifiés.—Valeur des termes.	*Mots usités ou correspondans.*
OPTICO-ORBITAIRE (trou), qui livre passage au nerf *optique* et à l'artère *orbitaire*.	Trous optiques.
VIDICO-VIDIAIRE (trou), qui livre passage au nerf *vidien* et à l'artère *vidienne*.	Trou vidien ou ptérigoïdien.
OCULO-OPHTHALMICO-LACRYMAIRE (fente), qui livre passage aux nerfs nommés *oculaires*, (ce sont le moteur oculaire commun, le moteur oculaire externe et le moteur oculaire interne ou pathétique), au nerf *ophthalmique* et à l'artère *lacrymale*.	Fente sphénoïdale.
OPHTHALMICO-SUS-ORBITAIRE (trou), qui livre passage au nerf *ophthalmique* et à l'artère *sus-orbitaire*.	Trou sourcilier.
MÉDULLO-SPINICO-VERTÉBRAIRE (trou), qui livre passage à la *moëlle*, aux nerfs *spinaux* et aux artères *vertébrales*.	Grand trou occipital.
PRÉMALLÉOLIANO-TYMPANIQUE (fissure), qui livre passage au muscle *prémalléolien* ou antérieur du marteau, et au nerf *tympanique* ou corde du tympan.	Fissure glénoïdale.
SOUS-ORBITICO-ORBITAIRE (trou), qui livre passage aux vaisseaux et aux nerfs *sous-orbitaires*.	Trou sous-orbitaire.

Mots modifiés.—Valeur des termes.	*Mots usités ou correspondans.*
PALATICO-PALATAIRES (sillons), en rapport avec les vaisseaux et les nerfs *palatins*.	Sillons de la face inférieure de l'os sus-maxillaire, etc.
SOUS-DENTICO-DENTAIRE (trou), qui livre passage aux vaisseaux et aux nerfs *dentaires inférieurs*.	Trou mentonnier.

Voilà d'après quels principes nous nous proposons de rédiger prochainement une nouvelle monographie des os, afin d'aplanir les nombreuses difficultés que les jeunes gens rencontrent dans leurs premières études médicales. Le tableau abrégé que nous avons mis sous les yeux du lecteur est suffisant pour lui faire saisir toutes les intentions de notre travail. Ainsi, en récapitulant les avantages qu'il nous présente, nous voyons 1°. qu'il réduit considérablement les mots de la science, en n'usant que des noms primitifs ou communs à plusieurs organes; 2°. qu'il abrége beaucoup les descriptions, sans leur rien faire perdre de leur utilité, en renfermant dans peu de mots le sens contenu dans un grand nombre de phrases; 3°. qu'il redresse les dénominations fausses, insignifiantes ou incomplètes, en substituant un terme à un autre, ou en associant ensemble plusieurs mots qui expriment une idée juste et entière ; 4°. qu'il soulage la mémoire, en supprimant une foule de détails hétérogènes et intempestifs, dont l'idée est confondue avec les mots qui les retracent ; 5°. enfin, ce travail favorise l'étude de la squelettologie, en appliquant la méthode à la voie d'analyse de cette science, et en basant cette méthode sur des considérations uniformes de connexité, qui sont en anatomie les plus importantes et les plus rebelles à l'esprit. Le résultat de la nouvelle Monographie, sera, comme on voit, de ménager le temps et les soins des élèves qui en feront usage; au lieu de passer plusieurs hivers consécutifs, quelquefois sans fruit, à étudier la science des os, un ou deux mois d'application suffiront, à l'aide de notre méthode, pour acquérir une connaissance exacte de la structure du squelette.

On ne manquera pas sans doute d'élever des contestations sur le mérite et les avantages de la nouvelle méthode descriptive; des censeurs rigoureux trouveront à reprendre un grand nombre de défauts. Voulant, autant qu'il est en lui, empêcher qu'une injuste prévention ne s'oppose au succès de son travail, l'auteur de la nouvelle Monographie croit devoir, en terminant, prévenir de nouveau MM. les élèves que son ouvrage est entièrement classique, entièrement conforme aux préceptes enseignés dans les écoles. Il les prévient également qu'il n'a rien négligé dans la rédaction de sa méthode, pour en rendre l'intelligence aussi simple que possible. Ainsi, toutes les combinaisons, tous les changemens qui ont été faits aux anciennes nomenclatures, ont été immédiatement rétablis dans des notes de renvois, de telle sorte que les divers modes d'analyse puissent être en même temps comparés et suppléés. MM. les élèves pourront donc faire choix du livre qui leur est annoncé, sans craindre de contrarier l'ordre de leurs études scolastiques ou de s'égarer dans de fausses routes; ils pourront, sans sortir des règles établies, jouir de tous les avantages que nous leur proposons.

Beaucoup d'objections nous resteraient à combattre; mais nous laisserons à la critique le soin de nous les opposer. Si, malgré nos efforts, nous ne parvenons pas à être utiles, il nous restera la consolation de l'avoir entrepris.

Paris, le 1er. juillet 1825.

STÉPH. AUBOIN.

Nota. Les personnes qui auraient quelques observations importantes à faire sur ce travail, sont priées instamment de les transmettre à l'auteur, qui s'empressera d'opérer toutes les corrections qu'on jugera nécessaires dans l'intérêt de son ouvrage.

PARIS. — IMPRIMERIE DE FAIN, RUE RACINE, N°. 4,
PLACE DE L'ODÉON.

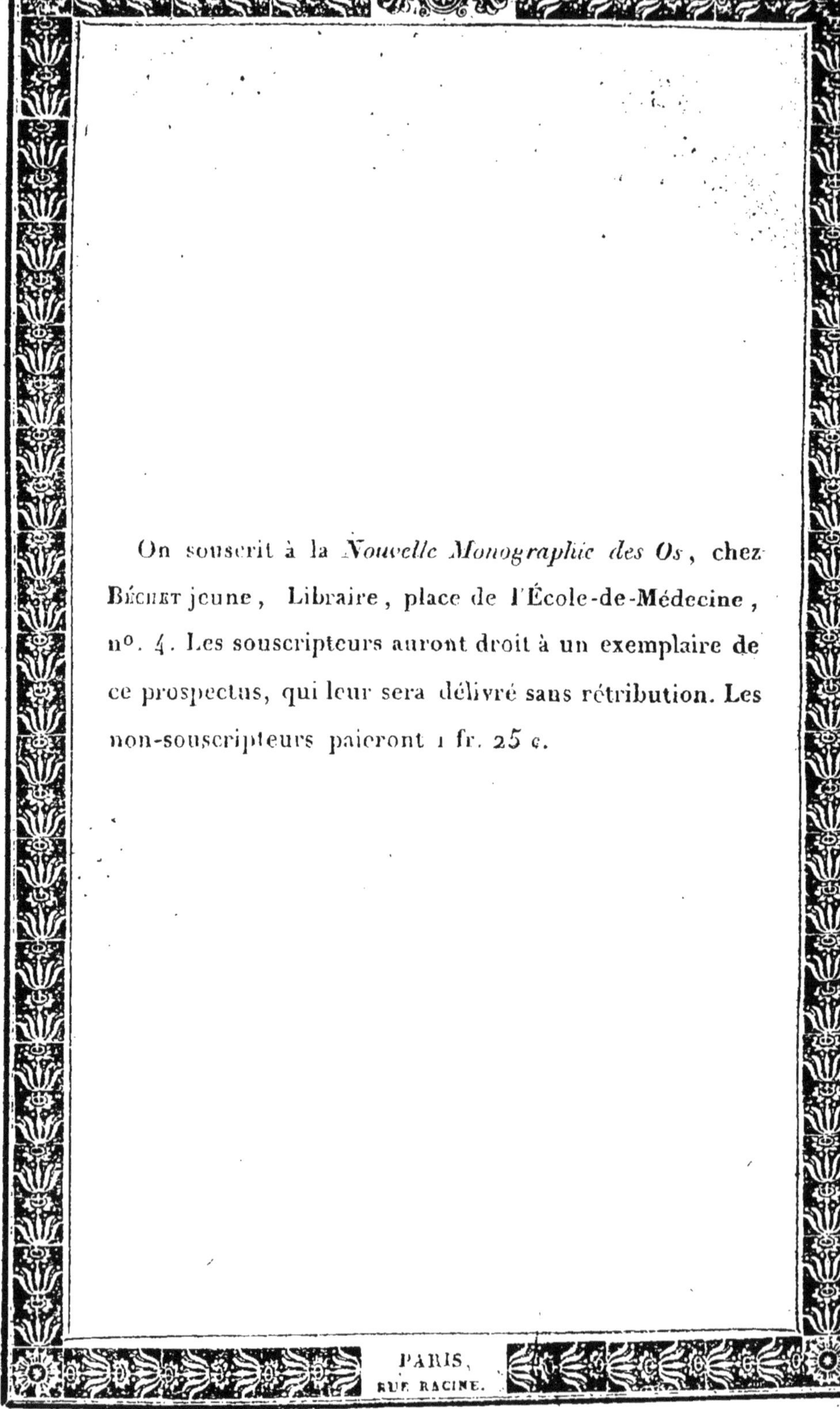

On souscrit à la *Nouvelle Monographie des Os*, chez BÉCHET jeune, Libraire, place de l'École-de-Médecine, nº. 4. Les souscripteurs auront droit à un exemplaire de ce prospectus, qui leur sera délivré sans rétribution. Les non-souscripteurs paieront 1 fr. 25 c.

PARIS,
RUE RACINE.

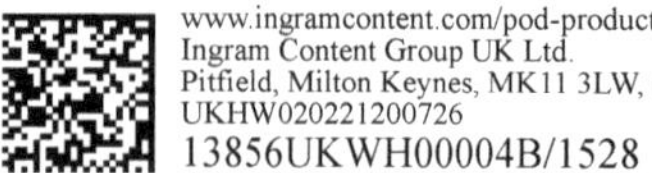

www.ingramcontent.com/pod-product-compliance
Ingram Content Group UK Ltd.
Pitfield, Milton Keynes, MK11 3LW, UK
UKHW020221200726
13856UKWH00004B/1528